LE MÉDECI...

DES

MALADIES SECRÈTES

OU

ART DE LES GUÉRIR

SOI-MÊME

PAR

le Docteur Ch. Albert

MÉDECIN DE LA FACULTÉ DE PARIS

Maître en pharmac'e, Ex-Pharmacien des Hôpitaux de la ville de Paris, Professeur de médecine et de botanique, Membre de plusieurs Sociétés savantes, Auteur de divers ouvrages de médecine. Inventeur du VIN DE SALSEPAREILLE et du BOL d'ARMENIE purifié et dulcifié, honoré de Médailles et Récompenses nationales.

DIX-HUITIÈME ÉDITION

Le pauvre en sa cabane où le chaume le couvre.
Est sujet à ses lois,
Et la garde qui veille à la porte du Louvre
N'en défend pas les rois.

Prix : 50 centimes

PARIS

CHEZ L'AUTEUR

RUE MONTORGUEIL, 19

—

1869

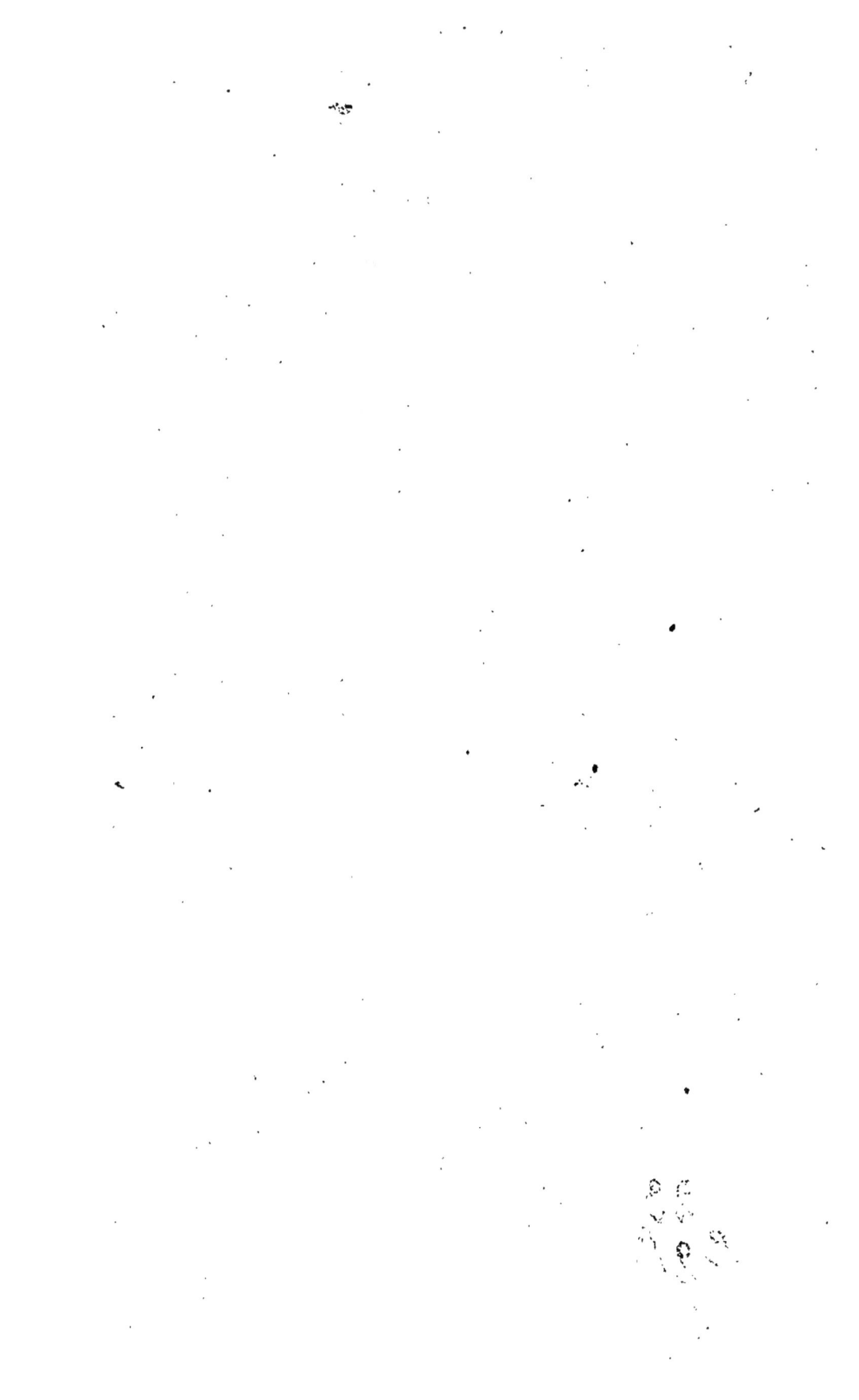

LE MÉDECIN

DES

MALADIES SECRÈTES

OU

ART DE LES GUÉRIR

SOI-MÊME

PAR

le Docteur Ch. Albert

MÉDECIN DE LA FACULTÉ DE PARIS

Maître en pharmacie, Ex-Pharmacien des Hôpitaux de la ville de
Paris, Professeur de médecine et de botanique, Membre de
plusieurs Sociétés savantes, Auteur de divers ouvrages de médecine,
Inventeur du VIN DE SALSEPAREILLE et du BOL d'ARMENIE
purifié et dulcifié, honoré de Médailles et Récompenses nationales.

DIX-HUITIÈME ÉDITION

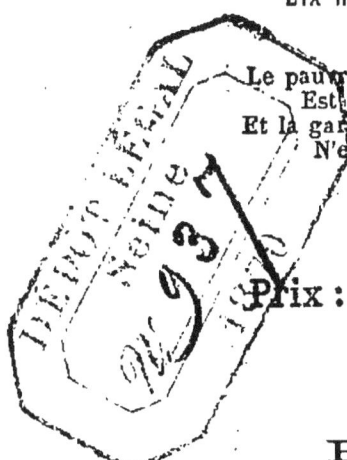
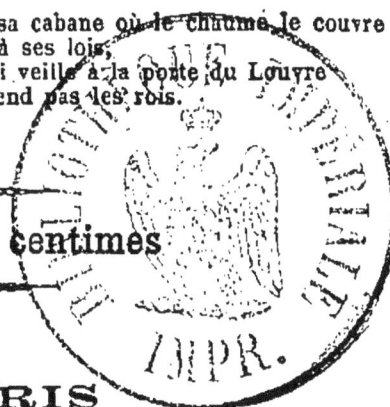

Le pauvre en sa cabane où le chaume le couvre
Est sujet à ses lois,
Et la garde qui veille à la porte du Louvre
N'en défend pas les rois.

Prix : 50 centimes

PARIS

CHEZ L'AUTEUR

RUE MONTORGUEIL, 19

1860

AVIS IMPORTANT

———

Ainsi qu'on le verra dans ce Traité, les maladies Secrètes forment deux classes bien distinctes :

La **première classe** comprend les écoulements qui ont lieu par les parties génitales des deux sexes (*Gonorrhée ou Chaude-Pisse, Fluaurs blanches*).

La **seconde classe** renferme les ulcérations diverses, les chancres, les végétations ou excroissances, les tumeurs, bubons, gonflements et carie des os, les pustules, les dartres, les taches à la peau et autres symptômes vénériens autres que les écoulements.

Les **bols** sont employés contre les maladies de la **première classe**.

Le **vin** se prend pour la guérison des maladies de la **seconde classe**.

INTRODUCTION

Les maladies secrètes ont ordinairement leur siége sur des organes de la plus haute importance. Elles exposent à tant de dangers, elles peuvent entraîner à de si graves conséquences, non-seulement pour la santé de ceux qui en sont atteints, mais encore pour leur génération, qu'on a lieu d'être surpris qu'un si petit nombre de médecins se soient adonnés exclusivement à leur étude. C'est sans doute pour cette raison que leur traitement est resté fort au-dessous de celui des autres maladies, et qu'il n'a fait aucun progrès sensible depuis plus de trois siècles, puisque les remèdes qu'on employait dans ces temps reculés, contre les maladies secrètes, sont ceux qu'on emploie encore aujourd'hui.

Faut-il donc s'étonner que le traitement de ces maladies soit devenu pour ainsi dire le domaine des empiriques et des charlatans, qui, sans la moindre connaissance de l'art médical, et sans titre légal, osent s'ériger en arbitres de la santé et de la vie de leurs semblables. Nous nous estimerons heureux, et nous nous trouverons amplement dédommagé de nos longues études et de nos laborieuses recherches, si nous avons pu arracher quelques victimes aux piéges que leur tendent de toutes parts l'impéritie et la cupidité.

ORIGINE

DES MALADIES SECRÈTES

———·~~·———

Les auteurs qui ont écrit récemment sur
les maladies secrètes ne sont pas d'accord
sur leur origine. Les uns la font remonter
jusqu'aux temps les plus reculés; les autres
la font dater seulement de la découverte de
l'Amérique. Cette diversité d'opinions n'au-
rait pas eu lieu si ces médecins s'étaient
livrés à des recherches plus scrupuleuses et
plus approfondies sur les descriptions des
maladies des parties génitales données par
les anciens écrivains. Ils y auraient reconnu
que la gonorrhée et autres écoulements
contagieux existaient dès la plus haute anti-
quité, tandis que les véritables symptômes
vénériens ne s'y trouvent point mentionnés.
Ces derniers sont donc les seuls qu'on
puisse regarder avec raison comme origi-
naires d'Amérique, et réellement importés
de cette partie du monde par les compa-

gnons du célèbre navigateur Christophe
Colomb. Nous ne nous serions pas arrêté
sur cette distinction, qui doit mettre un
terme aux discussions élevées depuis si
longtemps sur l'origine des maladies secrètes, si elle ne s'accordait avec la division
que nous avons établie entre elles, division
qui, comme nous allons le démontrer bientôt, est d'une haute importance relative-
ment à leur traitement.

OPINION DES MÉDECINS

SUR LA GONORRHÉE

Pendant plusieurs siècles, les médecins,
persuadés que la gonorrhée dépendait du
virus vénérien, lui ont opposé des remèdes
destinés à détruire ce principe morbifique.

Comme ces moyens avaient pour base le
mercure, ils avaient non-seulement l'inconvénient d'assujettir les malades à un traitement long, mais encore de les exposer à
une foule de dangers. Tout le monde sait
que ce minéral pénètre avec une étonnante
facilité dans nos organes, et que, par son

séjour, il donne lieu aux accidents les plus variés et les plus formidables.

Les médecins modernes, frappés des funestes effets qui résultaient si fréquemment des traitements mercuriels, furent obligés d'y renoncer. Alors les malades se trouvèrent réduits à l'alternative : ou d'abandonner l'écoulement à lui-même, ou de l'arrêter brusquement par des injections astringentes, ou par des répercussifs pris à l'intérieur. Dans le premier cas, il survenait souvent un relâchement du canal de l'urètre, un écoulement chronique interminable, la perte de la semence, la paralysie du membre viril, l'impuissance, etc.; dans le second, des spasmes au col de la vessie, des rétrécissements de l'urètre, des rétentions d'urine, etc. A l'aide du Bol d'Arménie, purifié et dulcifié, tous ces accidents sont prévenus, et on parvient promptement à une guérison radicale. (*Voir page* 22.)

DIVISION DES MALADIES SECRÈTES

Il était réservé à notre époque de prouver par les expériences les plus convaincantes, que la gonorrhée, *sans complications*, est indépendante du virus vénérien, et qu'elle ne doit pas être comprise dans la catégorie déjà trop nombreuse des affections syphilitiques dont nous indiquerons plus loin le traitement spécial. C'est un service immense que les progrès de la médecine moderne et expérimentale ont rendu à l'humanité ; nous nous estimons heureux d'y avoir puissamment contribué, et d'avoir définitivement établi entre deux maladies aussi distinctes par leur nature que par leur traitement, une séparation déjà féconde en heureux résultats.

Ainsi, il est bien démontré aujourd'hui que les maladies secrètes forment deux grandes classes : l'une comprend, sous le nom de gonorrhée ou blennorrhagie, les divers écoulements qui ont lieu par les parties génitales des deux sexes et que, chez la femme, on désigne vulgairement sous le nom de leucorrhée ou flueursblanches; l'autre renferme tous les symptômes qui doivent leur existence au virus syphilitique, tels que chancres, ulcères, poulains, végétations, douleurs vénériennes, gonflement et carie des os, etc. (Voir, dans ce traité, pages 37 et suivantes, *les maladies secrètes de la deuxième classe*, par le même auteur.) On ne devra donc plus désormais, pour de simples écoulements, soumettre les malades à des remèdes violents, qui, n'ayant pas de vice syphilitique à combattre, attaquaient la constitution, et dont les moindres inconvénients étaient de débiliter les organes, d'exposer à des coarctations du canal de l'urètre, à des rétentions d'urine, etc. (1).

(1) M. de L., lieutenant-colonel, avait été plusieurs fois atteint de la gonorrhée. On lui avait administré, pour cette affection, diverses préparations mercurielles Il était depuis longtemps sujet à une faiblesse et à un tremblement des membres, et néanmoins son écoulement n'était qu'imparfaitement guéri, car il se reproduisait aux moindres causes d'échauffement. Aussi arriva-t-il qu'il le communiqua à son épouse. Ils eurent alors recours à plusieurs reprises, à des traitements végétaux qui ne conviennent qu'à des accidents vénériens, et qui, par conséquent, laissèrent la maladie s'enraciner de plus en plus. Le Bol du docteur Albert fut administré et opéra la guérison ; madame de L... se trouva en outre délivrée de maux cruels d'estomac, qui provenaient des remèdes anti-syphilitiques, et elle recouvra en peu de temps la fraîcheur et l'embonpoint qu'elle avait perdus.

MANIÈRE DONT QUELQUES MÉDECINS TRAITENT ENCORE AUJOURD'HUI LA GONORRHÉE

Quelques médecins, nous le disons à regret, sont demeurés étrangers à ce perfectionnement introduit dans cette partie de l'art de guérir, et sont encore restés, au grand préjudice des malades, asservis à l'ancienne routine. D'autres, éclairés par l'expérience et la raison, mais manquant du temps nécessaire pour se livrer à des recherches suffisantes sur les propriétés de quelques médicaments spéciaux, se sont trouvés réduits à employer ceux dont l'art était depuis longtemps en possession, malgré les inconvénients qu'on leur avait reprochés. C'est ainsi que le styrax, la potion de Chopart, les diverses mixtures et opiats, et plusieurs autres préparations, furent tour à tour employés pour combattre la gonorrhée. La saveur affreuse de la plupart de ces compositions ne fait que trop présager les effets qui peuvent en résulter. Combien de fois ces drogues incendiaires n'ont-elles pas produit des irritations ner-

veuses, des inflammations de l'estomac et
des intestins, des vomissements opiniâtres,
des diarrhées rebelles, la perte complète
des facultés digestives, quelquefois même
une métastase mortelle (1) !

---

(1) M. N., dans un voyage qu'il fit à Paris, contracta une gonorrhée. Voulant en être débarrassé
avant de rentrer dans son ménage, il pria instam-
ment le médecin auquel il s'adressa de lui prescrire
un remède prompt. Celui-ci lui ordonna le styrax,
qui, au bout de quatre jours, n'avait produit aucune
amélioration. La potion de Chopart fut alors admi-
nistrée. L'écoulement diminua de moitié en deux
jours ; mais il se manifesta une vive irritation gastro-
intestinale, accompagnée d'une forte fièvre, nausées,
vomissements, coliques presque continuelles, faiblesse extrême, syncopes, sueurs froides et autres
symptômes alarmants. Dans cet état, le malade ré-
clama nos soins. Il fut soumis à une diète sévère et
au traitement tempérant : sangsues sur le ventre,
cataplasmes, fomentations émollientes. Nous fûmes
assez heureux pour voir les accidents céder peu à
peu. L'écoulement, qui n'avait jamais entièrement
disparu, s'accrut pendant la convalescence, qui fut
longue. Dès que les fonctions digestives furent bien
rétablies, nous lui conseillâmes les Bols du docteur
Albert. Huit jours après, il était parfaitement guéri.

MALADIES

DE

LA PREMIÈRE CLASSE

BOL D'ARMÉNIE (1)

Dans cet état de choses, j'ai pensé que je pourrais me rendre utile à l'humanité souffrante, en consacrant ma vie à la recherche d'un remède contre une maladie aussi fréquente, et qui, outre les accidents graves auxquels elle expose, jouit du funeste privilége de se communiquer par le contact,

---

(1) Depuis peu de temps, un perfectionnement important a été introduit dans la préparation du Bol d'Arménie. Il consiste dans sa combinaison avec une substance balsamique, tonique et résolutive. Il en résulte que l'action des Bols d'Arménie est plus puissante et plus prompte.

de porter le trouble et la désolation dans les familles, et quelquefois de transmettre aux enfants une vie souillée dans son principe, et de les rendre ainsi victimes de fautes auxquelles ils n'ont point participé.

Plusieurs médecins, profondément instruits sur ces affections par une longue expérience au sein des hôpitaux destinés à leur traitement, ont bien voulu s'associer à mes travaux. Parmi le grand nombre de substances qui ont été l'objet de nos expériences chimiques et médicales, le Bol d'Arménie, reconnu depuis longtemps pour jouir de propriétés toniques et astringentes, nous a fourni les résultats les plus avantageux : mais nous ne les avons obtenus qu'après l'avoir débarrassé, par des procédés longs et difficiles, de toutes les matières hétérogènes qui altèrent sa pureté, et avoir réduit ses éléments dans des proportions constantes et régulières.

Le Bol d'Arménie, ainsi préparé, agit d'une manière douce, certaine et identique. Le haut degré de perfection auquel nous avons porté la purification et la dulcification de cette précieuse substance, et sa supériorité incontestable sur tous les moyens con-

2

nus jusqu'à ce jour, nous ont valu un brevet d'invention du gouvernement français.

PROPRIÉTÉ DU BOL D'ARMÉNIE PURIFIÉ ET DULCIFIÉ

De l'aveu des médecins les plus célèbres, le Bol d'Arménie purifié et dulcifié est le remède le plus prompt, le plus sûr, le plus doux, le plus héroïque contre la gonorrhée. Son action est tellement exempte de tout danger, que des personnes de la plus faible complexion, ou qui ont la poitrine délicate, en font usage, non-seulement sans inconvénient, mais encore avec un avantage marqué sous le rapport général de la santé. Comme il fortifie l'estomac, il est un des meilleurs remèdes contre les flueurs blanches. Nous pouvons donc nous glorifier d'avoir enfin fait disparaître du traitement de la gonorrhée, le mercure et tant d'autres médicaments déjà abandonnés d'un grand nombre de médecins à cause de leurs dangereux effets.

DESCRIPTION

DES MALADIES DE LA PREMIÈRE CLASSE

———〜〜———

Gonorrhée ou Chaude-Pisse.

La gonorrhée, que l'on désigne encore sous les noms de blennorrhagie, échauffement, chaude-pisse, consiste, chez les deux sexes, dans un écoulement qui a lieu par les parties génitales, d'une matière d'abord limpide, puis jaunâtre ou verdâtre, et enfin blanchâtre quand la maladie a duré un certain temps. Les envies d'uriner sont plus fréquentes que de coutume, et s'accompagnent d'une chaleur brûlante, semblable à celle que produirait un fer chaud en traversant le canal de l'urètre.

Les symptômes de la gonorrhée peuvent varier à l'infini, suivant les causes qui l'ont produite, suivant le tempérament et les dispositions du sujet, et suivant les écarts de régime auxquels il se livre. Quelquefois le malade n'éprouve aucune douleur ; d'autres fois il ressent une légère titillation en urinant : dans d'autres cas, les douleurs sont si vives qu'elles lui arrachent des cris.

Quelquefois la verge se roidit involon- tairement, et se courbe pendant l'érection, qui est presque continuelle, surtout pen- dant la nuit. Il en résulte des douleurs in- tolérables qui privent le malade de sommeil et de repos. Dans ce cruel état, désigné sous le nom de chaude-pisse cordée, il n'est pas rare que la matière de l'écoulement prenne une teinte rouge, brunâtre ou livi- de, et même qu'il s'échappe du sang par le canal de l'urètre, en plus ou moins grande abondance. Dans ce cas, de même que quand l'irritation du canal de l'urètre est vio- lente, les testicules, les aines et les autres parties voisines, deviennent d'une sensi- bilité extrême ; il survient des symptômes généraux, tels que perte d'appétit, nausées, fièvre inflammatoire, etc.

Chez les femmes, l'irritation qui accom- pagne cette affection est ordinairement moins vive et ne donne pas lieu à un aussi grand nombre d'accidents. Néan- moins, lorsqu'elles négligent de la traiter convenablement, elle dégénère souvent en flueurs blanches, qui délabrent l'estomac, épuisent les forces, minent la santé, et donnent lieu à tous les symptômes d'une vieillesse prématurée.

Gonorrhée bâtarde, ou Blennorrhagie du gland.

On désigne sous ce nom le suintement qui s'établit quelquefois à la surface du gland et à l'intérieur du prépuce. Ce suintement peut exister seul, ou simultanément avec un écoulement par le canal de l'urètre.

Il arrive aussi quelquefois que, chez la femme, l'écoulement, au lieu de provenir du vagin, n'existe qu'à la surface des grandes et des petites lèvres.

Tous ces accidents proviennent des mêmes causes que la gonorrhée simple, et se guérissent comme elle par l'usage des Bols d'Arménie. Il est avantageux de recourir en même temps à des lotions d'eau fraîche ou additionnée de quelques gouttes d'extrait de Saturne, qu'on renouvelle plusieurs fois par jour.

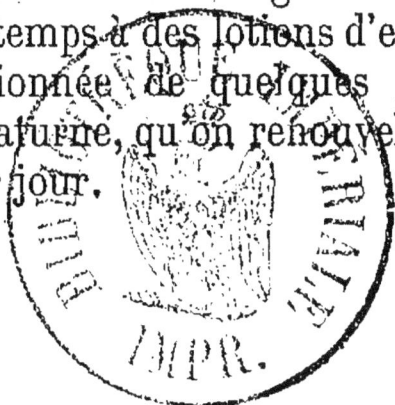

2.

Flueurs blanches.

On donne le nom de *flueurs blanches* ou *pertes blanches*, chez la femme, à un écoulement qui a lieu par les parties génitales, et qui provient de l'intérieur de la matrice ou du vagin.

Cet écoulement varie beaucoup pour la couleur, la consistance et la quantité. Tantôt il est blanc comme de la crème, d'autres fois il est jaune ou verdâtre, quelquefois il est clair et transparent comme du blanc d'œuf. Il n'est pas rare qu'il se trouve mêlé de granulations ou de flocons blanchâtres ou grisâtres.

Souvent les flueurs blanches n'occasionnent point de douleur locale ; cependant lorsqu'elles ont de l'acrimonie, elles peuvent causer des démangeaisons ou des cuissons extrêmement vives.

Les symptômes qui accompagnent le plus ordinairement les flueurs blanches, ou qui en sont la conséquence, sont des tiraillements et douleurs d'estomac, la perte des facultés digestives, la flaccidité des chairs, la maigreur, la pâleur et la lividité du teint, la débilité et la langueur générales; enfin elles donnent lieu à la plupart des accidents qui surviennent aux organes génitaux, tels que engorgement, descente ou chute de matrice, ulcères, polypes, squirrhes, cancers, etc.

Les flueurs blanches sont quelquefois la suite de la gonorrhée ou blennorrhagie, dont les femmes négligent en général de se soigner convenablement. Elles peuvent aussi provenir des mauvaises qualités du sang, du vice scrofuleux, du vice dartreux, du vice psorique ou gale dégénérée; d'autres fois elle sont le résultat de la masturbation, d'un mauvais régime, d'une alimentation insuffisante, d'un travail excessif, de veilles prolongées, d'une vie sédentaire, de chagrins, qui produisent d'abord l'appauvrissement, puis la décomposition du sang.

Le plus ordinairement, les flueurs blanches n'empêchent point les femmes de devenir mères, et ne sont point contagieuses. Cependant elles prédisposent à l'avortement et on les a vues être une cause de stérilité, Elles peuvent aussi, dans certaines circonstances, devenir âcres et corrosives au point de déterminer, par le coït, la gonorrhée chez l'homme, ainsi que nous avons fréquemment occasion de l'observer.

Quand les flueurs blanches proviennent de la gonorrhée négligée ou imparfaitement guérie, d'un lait répandu, de la faiblesse des organes, etc., elles cèdent à l'usage des Bols d'Arménie. (Voir, pour la manière de les employer, *page* 22.) Si au contraire elles dépendent de l'altération ou de la décomposition du sang, des scrofules ou humeurs froides, d'un principe dartreux, de la gale répercutée ou dégénérée, on conçoit que ce n'est qu'en détruisant la cause, et par conséquent en purifiant la masse du sang, qu'on pourra en obtenir la guérison radicale. Aucun moyen, dans ces cas, ne peut être employé avec plus de succès que le Vin de Salsepareille, qui, par ses propriétés dépuratives, est incomparablement au-dessus de tous les remèdes préconisés jusqu'à ce jour pour l'épuration du sang. Son usage devra être continué pendant un temps proportionné à l'ancienneté des accidents, et conformément à l'Instruction *page* 46. Dans les cas peu graves, 4 ou 5 flacons suffisent ; mais si la maladie est ancienne ou compliquée, si la constitution est détériorée, il se peut qu'on soit obligé d'employer 10 à 12 flacons. S'il restait ensuite un peu d'écoulement, il ne pourrait dépendre que de l'engorgement ou du relâchement de la membrane muqueuse (1), et cèderait inévitablement à l'action tonique des Bols d'Arménie.

Traitement de la Gonorrhée et des Flueurs blanches.

Lorsque la gonorrhée est récente et dans

---

(1) Les femmes qui se trouvent dans cette circonstance peuvent avec avantage associer à l'emploi du Bol d'Arménie quelque injection tonique, et doivent les continuer, l'un et l'autre, douze à quinze jours après la guérison. Les injections qui réussissent le mieux se préparent avec deux onces d'écorce de chêne fraîche ou sèche, et concassée, que l'on fait bouillir pendant un quart-d'heure, avec un verre de vin rouge et trois verres d'eau.

On fait ordinairement les injections avec une seringue contenant un verre ou un verre et demi, et munie d'une canule terminée en olive et percée de plusieurs trous; on les renouvelle deux ou trois fois par jour.

son etat de simplicité, elle guérit radicalement et en peu de jours par l'emploi des Bols d'Arménie. Deux ou trois boîtes suffisent ordinairement (1). Mais quand la gonorrhée est ancienne et invétérée, le traitement a besoin d'être continué un peu plus longtemps, pour arriver à la guérison, qui n'en est ni moins sûre ni moins radicale (2). Dans tous les cas, la dose est de

---

(1) M. de G. contracta, il y a quinze mois, une gonorrhée violente accompagnée d'envies fréquentes d'uriner, et de la sensation d'un fer rouge dans le canal de l'urètre. Il se mit de suite au Bol d'Arménie, dont l'usage, continué pendant sept jours seulement, l'a parfaitement guéri. Il a depuis joui d'une excellente santé.

M. X., consul, sur le point de s'embarquer pour se rendre à sa destination, reconnut, à un léger écoulement accompagné de cuisson en urinant, le début d'une gonorrhée. Il eut de suite recours au Bol d'Arménie ; en six jours, tout symptôme avait disparu.

(2) M. D., serrurier en bâtiments, avait depuis trois mois une gonorrhée dont il n'avait pu se guérir par aucun moyen. A la suite de fatigues, l'écoulement devint très-abondant. Il était sur le point de contracter un mariage qui devait le mettre en possession d'un établissement avantageux. Il prit

douze bols par jour : quatre le matin, deux
ou trois heures avant le déjeuner ; quatre
dans la journée, deux heures avant ou après

---

les Bols du docteur Albert, et au bout de quatorze
jours, la guérison était radicale.

M. G., maître d'armes et ancien militaire, avait
eu plusieurs gonorrhées. Il en contracta une nouvelle au mois de mai 1831. Cette fois l'affection se
montra rebelle à tous les moyens ordinaires. M. G.
tomba enfin entre les mains d'un charlatan, qui lui
donna une drogue tellement violente, qu'elle en-
flamma l'estomac, provoqua des vomissements et
une diarrhée qu'on ne parvînt à arrêter qu'au bout
de six semaines. L'écoulement n'avait pas même
diminué. Depuis ces accidents, le malade était
resté sujet à des douleurs d'estomac, à des coliques
habituelles et à des digestions très-pénibles. Un de
ses élèves lui parla des Bols d'Arménie, dont lui-
même avait fait usage : il se décida à y avoir recours... Après l'emploi de quelques bains, il en
commença l'usage. Au bout d'un mois, il ne lui
restait plus qu'un léger suintement incolore. Les
Bols du docteur Albert, continués encore trois semaines, le firent disparaître entièrement.

Mademoiselle Eugénie D... était affectée d'un
écoulement qu'elle avait en vain combattu par
divers moyens internes et externes. Il durait depuis
huit mois quand elle se mit à l'usage des Bols
d'Arménie ; elle fut radicalement guérie en trois
semaines.

le repas ; et quatre le soir en se couchant, une heure au moins après avoir mangé. Si l'on a l'habitude de souper, on pourra les prendre une heure avant ce repas.

Les personnes d'une faible complexion peuvent, pendant les premiers jours, n'en prendre que neuf par jour, également en trois fois.

Les Bols du docteur Albert n'ont pas de saveur désagréable, on les avale aisément dans une cuillerée d'eau pure ou sucrée, ou enveloppés dans une hostie mouillée ; on peut aussi les diviser et les incorporer avec du miel, des confitures, etc. Immédiatement après, il faut boire un verre de la solution de *Poudre tempérante* du même auteur. Cette solution enlève aux urines leur acidité et détruit toute irritation de la vessie et du canal de l'urètre.

Elle se prépare en faisant dissoudre un petit paquet de *Poudre tempérante* dans une bouteille de la contenance de trois verres d'eau, ou un tiers de ce paquet dans un seul verre d'eau.

Le plus souvent, au bout de trois ou quatre jours, on aperçoit une diminution très-notable dans la quantité de l'écoulement, ainsi que dans les autres symptômes. Les personnes chez lesquelles le remède agit trop faiblement ou trop lentement peuvent, sans inconvénient, porter le nombre des Bols à quinze, dix-huit et vingt-quatre par jour, toujours en trois fois, et continuer à cette dose jusqu'à disparition complète de tout écoulement.

Pour consolider la guérison et éviter les rechutes si fréquentes dans cette maladie, il est indispensable de continuer l'usage des Bols d'Arménie pendant une huitaine de jours encore, en diminuant progressivement la dose jusqu'à douze.

Ensuite on abandonne tout traitement, et on reprend peu à peu son genre de vie ordinaire et ses habitudes.

Les Bols du docteur Albert se prennent absolument de la même manière contre les flueurs blanches (1).

---

(1) Une blanchisseuse, âgée de trente ans, d'un tempérament lymphatique, resta sujette à des flueurs blanches très-abondantes à la suite de sa première couche. Elle en fut délivrée entièrement par l'usage du Bol du docteur Albert.

Mademoiselle de N... avait été traitée dans son

Les femmes peuvent continuer les Bols à l'époque du flux menstruel; cependant s'il devenait trop abondant, elles devraient en diminuer la dose ou les suspendre pendant quelques jours.

Il arrive quelquefois, pendant l'emploi des Bols d'Arménie, de même que pendant celui du Vin de Salsepareille, qu'il se manifeste sur diverses parties du corps des rougeurs plus ou moins prononcées. Ces effets n'ont lieu que chez les personnes qui ont beaucoup d'âcreté de sang, et dépendent de l'action de ces remèdes, qui tendent à expulser l'humeur au dehors. Ces légers symptômes ne doivent pas causer d'inquié-

---

enfance pour une affection de poitrine; sa santé était toujours demeurée languissante; elle avait des maux d'estomac presque continuels, des flueurs blanches abondantes, le teint pâle, et, quoique avec assez d'appétit, des digestions laborieuses. Elle prit les Bols d'Arménie au nombre de trois par jour; elle porta la dose à six, et plus tard à neuf. Elle continua pendant trois mois. L'écoulement disparut complètement, les fonctions digestives se rétablirent; en un mot, elle recouvra une santé parfaite, et qui, depuis plus d'un an, ne s'est point démentie.

tudes, ils ne peuvent qu'être avantageux. Ils n'obligent pas à suspendre ni à modifier le traitement, ni le régime, et sont toujours d'une courte durée.

Régime.

Pour obtenir du traitement un succès prompt et complet, il est utile d'observer dans son régime de vie quelques précautions. Ainsi on doit manger un peu moins que de coutume, s'abstenir de charcuterie, de salaisons, de ragoûts fortement épicés, de salades, de vin pur, bière, de liqueurs spiritueuses et de café à l'eau. On doit se préserver du froid et de l'humidité par des vêtements chauds.

Les malades doivent aussi s'abstenir du coït, de la danse, des courses à pied et à cheval. Ils doivent pareillement éviter les recettes banales et les remèdes de commères qui produisent si souvent de funestes résultats. Il est prudent qu'ils portent un suspensoir pendant toute la durée de la maladie.

Les bains ne sont pas indispensables; néanmoins on fera bien, si on le peut, d'en prendre un avant de commencer le traitement, et d'y revenir de temps à autre, pendant sa durée. Ils devront être pris autant que possible le soir, et toujours trois heures au moins après avoir mangé. Ils ne doivent pas être trop chauds, surtout lorsqu'on y entre ; sans cela, ils pourraient augmenter l'irritation et faire porter le sang à la tête ou à la proitrine. Peu de temps après y être entré, on pourra en augmenter la chaleur. On restera dans le bain une heure, une heure et demie, et même davantage, si l'on s'y trouve à son aise.

ACCIDENTS DE LA GONORRHÉE

DESCRIPION ET TRAITEMENT

Ils proviennent quelquefois de l'intensité de la maladie, d'autres fois de l'incurie des malades.

Ces accidents sont : 1°Une cuisson et une douleur excessive, dans le canal de l'urètre; 2°Une rétention d'urine complète ou incomplète ; 3° Des irritations et érections presque continuelles, et d'autant plus douloureuses que l'engorgement du canal ne lui permet pas de s'allonger autant que la verge, de sorte qu'elle reste courbée en-dessous (chaude-pisse cordée); 4° Des hémorrhagies ou pertes de sang par le méat urinaire; 5° Le gonflement des testicules, désigné vulgairement sous le nom de chaude-pisse tombée dans les bourses; 6° Enfin, des douleurs de reins ou de bas-ventre.

Dans tous ces cas, on doit suspendre les Bols d'Arménie ou en différer l'usage jusqu'à ce que la violence des symptômes soit modérée et avoir recours au traitement tempérant.

Le traitement tempérant consiste à diminuer la quantité des aliments en proportion de l'irritation; à s'abstenir presque entièrement de viandes; à éviter la fatigue et tout ce qui est capable d'échauffer; à boire dans la journée quelques verres d'une boisson adoucissante, telle que la solution de *Poudre tempérante;* à prendre des bains tièdes ou, à leur défaut, *des bains de siége;* à baigner les parties douloureuses avec de la décoction tiède de racine de guimauve et de tête de pavot, ou simplement avec de l'eau et du lait; à les recouvrir de cataplasmes tièdes préparés avec de la mie de pain ou de la farine de graine de lin et de l'eau ; à prendre, s'il se peut, des lavements ou des demi-lavements, soit avec de la décoction de graine de lin, soit avec de l'eau simple, à laquelle on ajoute une ou deux cuillerées d'huile d'olives.

Si l'irritation est violente, on joint à ces moyens l'application des sangsues au voisinage de l'endroit douleureux, au nombre de 12 à 20, suivant la force du sujet. Cette application pourra être renouvelée une deuxième et même une troisième fois s'il en est besoin.

Si le mal existe dans le canal de l'urètre, les sangsues se mettent au-devant de l'anus, et chez la femme à l'entrée du vagin. On les applique aux aines pour les inflammations des testicules ; dans les douleurs de reins et de bas-ventre, il convient de les placer à cette dernière partie ou au fondement.

Lorsque les accidents sont calmés, on prend les Bols de la manière indiquée page 22 (1).

---

(1) M. le comte L*** contracta une gonorrhée. Il n'en continua pas moins à faire des promenades

à cheval, à fréquenter la société et à s'y abandonner aux plaisirs de la table comme auparavant;
aussi son affection s'accrut-elle et prit-elle bientôt
un caractère alarmant. Il fut en proie à des envies
fréquentes d'uriner, à des douleurs atroces dans le
canal de l'urètre et à tous les symptômes de la
chaude-pisse cordée, accompagnés d'une fièvre violente et d'hémorrhagies par la verge. Je fis faire
au malade des applications de sangsues au périnée
(intervalle qui sépare l'anus de la verge) ; je lui
fis prendre des bains tièdes, et envelopper la verge
de cataplasmes de farine de lin, et lui prescrivis le
repos, la diète et la tisane de gomme arabique. Au
bout de quatre jours, il put se mettre à l'usage
des Bols du docteur Albert qui le conduisirent à une
complète guérison.

M. L..., architecte, âgé de vingt-six ans, d'un
tempérament robuste, était atteint d'une violente
gonorrhée. Il eut l'imprudence de faire douze lieues
à cheval. Le jour même, l'écoulement se supprima,
le testicule gauche devint très-douloureux : le lendemain, il avait acquis le volume du poing. Nous
lui fîmes faire une application de quinze sangsues,
qu'il renouvela le lendemain. Il garda le lit, mit
sur le testicule des cataplasmes de farine de lin et
de têtes de pavot, prit des lavements et des bains
de siége ; au bout de cinq jours, le gonflement et
les douleurs avaient presque entièrement disparu.
Il se mit à l'usage des Bols d'Arménie ; quinze jours
après, la guérison était parfaite.

MALADIES

DE

LA SECONDE CLASSE

———∽∾∽———

VIN DU DOCTEUR ALBERT

Après avoir soumis la salsepareille à toutes les épreuves chimiques, pharmaceuti-
ques et médicales, nous avons reconnu que
cette plante, préparée avec un vin généreux
par des procédés qui nous sont propres, et
auxquels nous ne sommes parvenu qu'a-
près des recherches longues et dispendieu-
ses, jouissait d'une efficacité supérieure à
tous les moyens employés jusqu'à ce jour
contre les affections syphilitiques (1).

———————————————————————

(1) Voulant nous assurer par des essais compara-
tifs de la prééminence de cette préparation, nous
avons formé un établissement où, sous la direction

En effet, on conçoit aisément qu'une maladie comme la syphilis, dont l'action prolongée sur l'économie altère et épuise les constitutions les plus robustes, réclamait un traitement qui fût en même temps tonique et dépuratif.

Nous nous sommes assuré que nulle autre substance ne possédait réunies les propriétés dissolvantes, douces, anodines et toniques qu'un vin généreux possède à un degré qui le rend éminemment propre à se saturer des éléments dépuratifs de la salsepareille, et à en augmenter la vertu curative.

Des expériences multipliées ont été faites par un grand nombre de médecins, à l'aide de cette préparation, dans des affections opiniâtres, et qui, malgré les traitements les plus vantés, avaient épuisé les forces des malades et les avaient conduits aux portes

---

de médecins distingués, les malades ont été traités à l'aide du rob antisyphilitique de salsepareille, le plus accrédité des remèdes en usage jusqu'alors. Les résultats, dans tous les cas, n'ont laissé aucun doute sur la grande supériorité du Vin de Salsepareille.

du tombeau. Dans tous ces cas, les accidents n'ont pas tardé à diminuer, et peu à
peu les forces, l'embonpoint, la fraîcheur
et les autres signes d'une santé parfaite ont
succédé aux symptômes les plus alarmants.

Avant cette découverte, on avait à désirer un moyen qui agît également sur toutes
les constitutions, qui fût sûr dans ses effets,
qui fût exempt des inconvénients qu'on
reprochait avec justice aux préparations
employées jusqu'à présent comme anti-
syphilitiques.

Aujourd'hui, on peut regarder comme
résolu le problème d'un remède simple,
facile, et, nous pouvons le dire sans exagé-
ration, infaillible contre toute affection
syphilitique, quelque ancienne et invétérée
qu'elle soit (1).

---

(1) Mademoiselle Virginie B***, femme de cham-
bre, était, depuis trois mois, atteinte de syphilis;
elle n'avait osé en faire confidence à personne. La
maladie avait fait des progrès et avait altéré toute la
constitution. Il était survenu des ulcérations à la
gorge. La voix était rauque, l'haleine fétide, diverses parties du corps se couvraient de boutons
pustuleux, qui se convertissaient en croûtes ver-

Les dartres, boutons, rougeurs, démangeaisons, etc., soit qu'ils dérivent du vice
syphilitique dégénéré ou transmis par l'hérédité, comme cela arrive le plus souvent,
soit qu'ils proviennent de toute autre cause
héréditaire ou accidentelle, ne peuvent être
combattus par un moyen plus efficace que
le Vin de Salsepareille ; ils cèdent constamment à son usage, car il tient le premier rang parmi les dépuratifs.

AVANTAGES DU VIN DE SALSEPAREILLE SUR LES AUTRES PRÉPARATIONS ANTISYPHILITIQUES

1° Il n'occasionne jamais la salivation,
est loin de causer l'ébranlement des dents
et la chute des cheveux ; il remédie au contraire, par son action tonique, aux accidents de ce genre, quand ils ont été pro-
duits par des imprudences ou par des
traitements peu convenables ; 2° Il ne porte

---

dâtres. Elle a été guérie en deux mois et demi par
le Vin du docteur Ch. Albert, et depuis, elle n'a
cessé de jouir d'une bonne santé.

aucune atteinte fâcheuse sur les nerfs : souvent même il a fait cesser la paralysie, les tremblements, l'amaigrissement, l'épuisement général et autres accidents occasionnés par le mercure, qu'il chasse complétement du corps ; 3° Il fait disparaître, en même temps que la syphilis, les accidents auxquels on se trouvait assujetti antérieurement, lorsqu'ils sont entretenus par un vice dans le sang ; 4° Les symptômes guéris par son usage ne sont pas susceptibles de se reproduire ; 5° Il n'est pas échauffant, et n'astreint à aucun régime sévère ; 6° Sa saveur n'est pas désagréable ; 7° Il fortifie la constitution ; 8° Il peut se prendre en toute saison, en secret, et même en voyage ; 9° Son action est tellement douce, qu'il se donne avec le même succès aux enfants et aux vieillards, aux personnes qui ont la poitrine délicate, aux nourrices et à toutes les époques de la grossesse ; 10° Il guérit ordinairement avec promptitude ; 11° Il est inaltérable par le temps.

DESCRIPTION

DES MALADIES DE LA SECONDE CLASSE

———∾∾∾———

Syphilis ou *Maladie vénérienne.*

Les diverses formes sous lesquelles se manifeste la maladie vénérienne, ou vérole proprement-dite, sont les suivantes :

1° *Chancres* ou *ulcères*. Ce sont des excavations, plus ou moins étendues, qui ont leur siége aux parties génitales des deux sexes, à la bouche, au nez, au voile du palais, à l'anus, etc.

2° *Phimosis*. Resserrement du prépuce, de manière à empêcher de découvrir le gland.

3° *Paraphimosis*. Étranglement du gland par le prépuce.

4° *Rhagades*. On appelle ainsi des crevasses ou gerçures profondes qui existent au pourtour de l'anus.

5° *Bubons* ou *poulains*. Ils consistent dans

4

le gonflement et l'inflammation des glandes. Le plus souvent ils ont leur siége au pli de l'aine, d'autres fois aux aisselles, au cou, etc.

6° *Végétations* ou *excroissances vénérien-nes*. Elles se développent aux parties sexuelles, au pourtour de l'anus, rarement ailleurs. On les nomme poireaux, choux-fleurs, verrues, crêtes de coq, etc., suivant leur forme.

7° *Tubercules*. Ce sont des tumeurs plus ou moins larges, souvent aplaties, quelquefois presque demi-sphériques, à surface humide. Ils sont solitaires ou agglomérés, ont le plus ordinairement leur siége à la vulve, au scrotum, sur les téguments de la verge et à l'anus.

8° *Taches cuivreuses* ou *violacées de la peau*; *éruptions croûteuses, pustuleuses, écailleuses*, etc. Elles se manifestent sur toutes les parties du corps, surtout à la poitrine. Elles sont fréquemment accompagnées de démangeaisons, de prurit, de fourmillement, de chaleur, ou de tension à la peau.

9° *Douleurs vénériennes*. Elles ont pour caractère presque constant d'occuper la moyenne partie des membres, et de sem-

bler être fixées dans l'intérieur des os.
Quelquefois, cependant, elles ont lieu dans
les articulations. Souvent elles sont plus
vives la nuit que le jour.

1° *Exostoses, carie des os*. Elles consistent dans le gonflement des os, dans leur
ramollissement et leur ulcération.

11° Le virus vénérien peut encore déterminer des suintements d'oreille, la dureté de l'ouie, l'inflammation de l'œil, la
rougeur des paupières, la chute des cils, la
perte de l'odorat, la fétidité de l'haleine, etc., etc.

Quand la maladie vénérienne exerce ses
ravages sur les organes internes, elle jette
le trouble dans les fonctions les plus importantes, et donne lieu aux plus graves
désordres. Ainsi on l'a vue produire des
douleurs de tête opiniâtres, la perte de la
mémoire, l'idiotisme, le catarrhe bron-
chique, l'oppression, des palpitations de
cœur, l'anévrisme, l'altération des fonctions digestives, la gastrite, la difficulté
d'uriner, des ulcères à la matrice et autres
accidents.

La maladie vénérienne peut, au bout

d'un certain nombre d'années, se transformer en un principe morbifique susceptible de donner lieu à des dartres, à des douleurs vagues, à l'alopécie ou chute des cheveux, à l'affaiblissement des organes de la génération, à une vieillesse précoce, à la paralysie, etc., etc.

Tous les symptômes que nous venons de mentionner peuvent être le résultat de la maladie *vénérienne invétérée*, soit qu'elle ait été négligée, soit qu'elle ait été mal guérie. Mais, lorsqu'elle est *nouvelle*, elle attaque le plus ordinairement les parties qui ont été exposées à la contagion, et ne se présente que sous l'aspect de bubons, de rhagades, de végétations et de chancres qui quelquefois sont accompagnés de phimosis ou de paraphimosis.

Hérédité de la maladie vénérienne.

Lorsque la maladie vénérienne a été transmise par la génération ou par l'allaitement, elle peut offrir une des formes indiquées plus haut; mais le plus ordinairement elle reste dans le sang, s'y modifie et dégénère, soit en vice herpétique qui

cause diverses éruptions, soit en scrofules
ou humeurs froides, soit en rachitisme,
d'où résultent le gonflement et la courbure
des os, la déviation de l'épine dorsale, et
autres difformités (1).

TRAITEMENT DES MALADIES DE LA SECONDE CLASSE

Pendant les quatre premiers jours, on

---

(1) M. L. avait un enfant qui, pendant la première année de sa vie, avait eu la plus belle appa-
rence de santé. Vers sa sixième année, des glandes
se manifestèrent au cou, le ventre se tuméfia et devint douloureux ; le petit malade eut de la toux et
de l'oppression ; il devint taciturne. Divers remèdes,
employés pendant près d'un an, demeurèrent im-
puissants contre ces fâcheux symptômes. Le père
était en proie aux plus vives inquiétudes. Une éruption qui lui survint à la poitrine, sur ces entrefai-
tes, lui fit penser qu'il pourrait bien ne pas avoir été
parfaitement guéri d'accidents syphilitiques qu'il
avait eus dans sa jeunesse, et l'éclaira sur la nature de la maladie de son fils. Il lui fit prendre
le Vin du Dr Albert et en prit aussi lui-même. Il
eut la satisfaction de se débarrasser de ces accidents et de voir son enfant recouvrer un état par-
fait de santé.

4.

prend deux cuillerées à soupe ordinaires de Vin de Salsepareille, une le matin avant de se lever ou en se levant, l'autre le soir en se couchant; ensuite pour tout le reste du traitement, on porte la dose à trois cuillerées; une le matin et deux ensemble le soir.

Les personnes d'un tempérament robuste, et sur qui les remèdes agissent difficilement, peuvent, après les quinze premiers jours du traitement, élever la dose à quatre cuillerées, deux le matin et deux le soir.

Les enfants qui ont contracté la syphilis par l'hérédité ou par l'allaitement, peuvent, même à la mamelle, faire usage du Vin de Salsepareille. La dose, jusqu'à trois ans, est, suivant leur force, de deux ou trois cuillerées à café en deux ou trois fois dans la journée.

De trois à huit ans, on en donne de quatre à six cuillerées à café en deux ou trois fois.

De huit à douze ans, deux cuillerées à bouche, une le matin et une le soir.

Les enfants de douze à seize ans, de même que les personnes d'une faible complexion ou d'une grande susceptibilité nerveuse, pourront aller jusqu'à la dose ordinaire de trois cuillerées, mais ne la dépasseront pas.

Chaque dose, d'une ou de deux cuillerées, doit être délayée dans un demi-verre d'eau Tempérante, froide ou tiède; on peut aussi prendre le Vin de Salsepareille pur, et boire par-dessus le demi-verre de solution tempérante.

On doit, autant que possible, prendre le Vin de Salsepareille une heure au moins avant, ou deux heures après le repas. Quand on a l'habitude de souper, on peut prendre la dose du soir une ou deux heures auparavant.

Pour la cure radicale des maladies récentes, six flacons suffisent ordinairement. Pour les maladies anciennes, héréditaires, dégénérées ou rebelles, il faut de douze à quinze flacons, rarement plus.

Lorsqu'on a de la fièvre ou quelque autre indisposition, on suspend le traitement pendant quelques jours, ensuite on le reprend d'une manière graduée, comme on l'a fait en commençant.

Pendant l'emploi du Vin de Salsepareille, il est nécessaire de boire chaque jour trois ou quatre verres d'eau Tempérante.

Après la disparition complète de tous les symptômes, il est prudent de continuer encore le traitement pendant une quinzaine de jours. On doit ensuite se purger deux fois, à un jour ou deux d'intervalle, soit avec une once de sel d'epsom dissous dans trois verres d'eau, que l'on boit le matin de bonne heure, à une demi-heure l'un de l'autre, soit avec tout autre purgatif.

Quand la maladie vénérienne est dégénérée en dartres, en humeurs froides ou en rachitisme (courbure des os), la purgation doit être renouvelée une fois tous les vingt jours, pendant toute la durée du traitement. Dans ces cas, les boissons les plus convenables pour hâter la guérison sont l'infusion de houblon, la décoction de fumeterre et la tisane de patience et de bardane. On peut boire, dans la journée, trois ou quatre verres de l'une ou de l'autre de ces tisanes, ou en faire usage aux repas avec un quart ou un tiers de vin rouge (1).

---

(1) *Infusion de houblon.* Une forte pincée de fleurs de houblon dans un litre d'eau bouillante. On laisse infuser pendant dix minutes.

Décoction de fumeterre. Une petite poignée de

Régime.

Le régime qu'il convient de suivre pendant l'usage du Vin de Salsepareille est le même que celui qui est indiqué dans le traitement de la gonorrhée. (*Voir* page 22.)

Complication de la maladie vénérienne avec la gonorrhée.

La maladie vénérienne peut se compliquer de gonorrhée, ce qu'on reconnaît à l'existence simultanée d'un écoulement avec un ou plusieurs des symptômes que nous venons de signaler.

Quelquefois il arrive que des chancres existent dans le canal de l'urètre en même temps que la gonorrhée. On doit être attentif à cette complication, que l'on peut nommer gonorrhée chancreuse, et qui se

---

cette plante, qu'on fera bouillir dans un litre d'eau pendant cinq minutes.

Tisane de patience et de bardane. Une demi-once de chacune de ces racines fendues en quatre. On fait bouillir le tout ensemble dans un litre d'eau pendant vingt minutes.

reconnaît ordinairement à une douleur fixe
dans un ou plusieurs points du canal de
l'urètre, laquelle devient plus manifeste
pendant l'émission des urines. Cependant
ce signe n'existe pas toujours, surtout quand
la maladie est ancienne, parce que, dans
ce cas, les chancres se sont peu à peu habi-
tués au contact de l'urine, et ne font plus
éprouver de douleur appréciable lors de
son passage. Chez la femme, des écoulements leucorrhéiques peuvent aussi être
compliqués de chancres situés dans le vagin,
à cinq ou six pouces de profondeur.

Lorsqu'on n'a pas, dans le principe,
porté une attention suffisante pour recon-
naître ces complications, on peut, plus tard,
acquérir la preuve qu'elles existaient ; car
alors, après avoir guéri la gonorrhée par
les Bols d'Arménie, il reste un léger suintement jaunâtre ou blanchâtre avec ou
sans douleur, et qui vient des chancres de
l'urètre ou du vagin. Il faut, dans ce cas,
se mettre à l'usage du Vin de Salsepareille.

Toutes les fois que la maladie vénérienne
existe en même temps que la gonorrhée, il
faut détruire la maladie vénérienne par le

Vin de Salsepareille, qui le plus ordinairement guérit aussi l'écoulement (1). Cependant si ce dernier n'avait pas totalement disparu, on devrait recourir aux Bols d'Arménie (2). (*Voir* les Maladies de la première classe, page 22.)

---

(1) Il arrive quelquefois que l'humeur est tellement âcre, qu'elle est poussée avec tant de force vers le canal de l'urètre par l'action dépurative du Vin de Salsepareille, qu'elle y cause de vives douleurs, et même des symptômes inflammatoires assez prononcés. Dans ce cas, qui est fort rare, il faut guérir d'abord la gonorrhée au moyen des Bols du Dᶜ Albert.

(2) M. le vicomte D... fut atteint, dans le mois d'avril 1832, d'une gonorrhée très-intense. Pendant l'émission des urines, il lui semblait qu'un fer rouge traversait le canal de l'urètre. Une ardeur brûlante se faisait sentir à la partie intérieure du canal et augmentait lorsqu'on pressait la verge. Ces symptômes annonçant des chancres dans l'intérieur du canal de l'urètre, M. le vicomte D... fut mis à l'usage du Vin du Dʳ Albert. Au bout de trente-quatre jours, il ne restait plus qu'un léger suintement sans aucune douleur. Il en fut guéri en six jours par les Bols d'Arménie.

M. V.``.., ancien militaire, fut atteint, en 1812, d'une gonorrhée accompagnée de vives douleurs à la partie postérieure du canal, lesquelles annonçaient l'existence de chancres à cette partie. Il fit un trai-

Accidents qui peuvent exiger l'emploi de quelques moyens accessoires.

Les plus fréquents sont des douleurs vives et l'inflammation des parties malades. Dans ces cas, on doit recourir au traitement tempérant. (*Voir* les maladies de la première partie, page 29.) Aussitôt que l'irritation est apaisée, il faut faire usage du Vin de Salsepareille.

Lorsque, dans les bubons, l'inflammation est portée à un certain degré, ils se terminent ordinairement par la suppuration. Alors, on les couvre de cataplasmes de farine de lin jusqu'à ce qu'ils percent d'eux-mêmes. On les comprime ensuite

---

tement antisyphilitique, et eut, pendant seize ans, une santé passable. Au bout de ce temps, il lui vint des boutons à la poitrine, à la tête, au dos et au ventre ; ces boutons se changèrent bientôt en croûtes jaunâtres et verdâtres, qui donnaient à la figure surtout un aspect hideux, et contre lesquelles les bains, les fumigations et les antidartreux de toute espèce demeurèrent sans effet. Dix-huit flacons de Vin de Salsepareille, pris dans l'espace de trois mois, firent disparaître complétement cette fâcheuse affection.

légèrement pour faire sortir la matière pu-
rulente. Quand l'ouverture est trop petite,
on y introduit une mèche de charpie pour
qu'elle ne se ferme pas trop tôt. On recouvre le tout avec de la charpie enduite de
cérat. S'il reste encore du gonflement et de
la dureté à la base, les cataplasmes doivent
être continués pendant quelques jours.

Quand les bubons sont peu douloureux
et presque stationnaires, on y applique un
emplâtre de Vigo. Si malgré cela leur
volume continue d'augmenter, c'est une
preuve qu'ils tendent à la suppuration ; on
doit remplacer l'emplâtre par des cataplasmes maturatifs préparés avec des oi-
gnons cuits sous la cendre ou avec partie
égale d'oseille cuite et de farine de lin.
Après qu'ils sont percés, on se conduit
comme nous venons de le dire ; et si la cicatrisation se fait attendre trop longtemps,
on les panse avec du cérat mêlé d'un
dixième d'alun calciné.

Les chancres doivent être tenus avec
beaucoup de propreté ; il est bon de les
baigner matin et soir dans de l'eau simple
pendant trois ou quatre minutes ; on les
recouvre ensuite de charpie fine, imbibée

5

d'eau, à laquelle on ajoute un peu de Vin de Salsepareille s'ils ne sont point douloureux (1).

Chez les sujets lymphatiques, il arrive quelquefois que les végétations et les chancres ne marchent que très-lentement vers la guérison, quoique le traitement ait détruit le virus en tout ou en partie. On doit, dans ce cas, lorsqu'on est arrivé à peu près au milieu du traitement, toucher les végétations avec un petit morceau d'alun ou de vitriol bleu, deux ou trois fois par jour, et les chancres une fois seulement tous les deux jours.

Lorsqu'il existe des chancres dans le canal de l'urètre, on hâte leur cicatrisation à l'aide de petites injections qui se renouvellent deux ou trois fois par jour, et que

---

(1) Quelques malades ont la mauvaise habitude de s'envelopper la verge d'un linge qu'ils lient avec un cordon ; il en résulte une gêne de la circulation, et un gonflement de la partie, qui retardent la guérison, et peuvent causer de graves accidents. On doit simplement placer la verge dans un petit sac en forme de doigt de gant, que l'on fixe à un suspensoir ou à un mouchoir mis en ceinture.

l'on prépare en mêlant avec un verre d'eau, depuis une jusqu'à deux et même trois cuillerées de Vin de Salsepareille.

Quelquefois la membrane interne du conduit urinaire se gonfle, se durcit, ou bien il s'y développe des fongosités qui causent le rétrécissement de ce conduit, et s'opposent au libre écoulement des urines. Cet accident ne survient que chez ceux qui ont négligé de se traiter, ou qui ont eu recours à des palliatifs ou autres mauvais traitements. Il devient alors indispensable de faire usage de bougies ou de sondes, en même temps qu'on détruit le vice syphilitique par l'emploi du Vin de Salsepareille.

Les personnes sujettes aux coliques ou à la constipation ne doivent pas négliger l'usage des lavements. On augmente leur vertu adoucissante et laxative en y ajoutant quelques cuillerées d'huile d'olive.

Nous croyons devoir, dans l'intérêt des malades, les prémunir ici contre les dangers des onguents, pommades et autres topiques prônés par l'ignorance et la cupidité, pour guérir les dartres et autres maladies cutanées ; car, lorsqu'elles ne proviennent pas de la syphilis dégénérée par

son long séjour dans l'économie animale,
ou plus ou moins dénaturée par la trans-
mission héréditaire, elles ont toujours pour
cause un principe qui est dans le sang.
Tous les médecins et les personnes sensées
savent bien que les moyens externes ont
pour effet de répercuter l'humeur dont la
nature cherche à se débarrasser. Aussi les
dartres et autres affections dont le germe
n'est pas détruit, reparaissent tôt ou tard,
ou produisent de funestes accidents en se
portant sur les poumons, sur l'estomac ou
sur quelques autres organes essentiels à la
vie. Dans ces circonstances, il faut se hâter
de recourir au Vin de Salsepareille, dont
l'usage suffisamment prolongé fait disparaître pour toujours les accidents, en détruisant le mal dans sa racine (1).

---

(1) Une dame du Havre, d'après l'avis de son médecin, vint à Paris deux années de suite prendre des
bains et des douches à Tivoli, pour combattre une
éruption dartreuse qui s'était développée aux oreilles
et au visage, et qui menaçait d'envahir les yeux.
Chaque fois, elle obtint une légère amélioration;
mais, dès qu'elle cessait, la phlegmasie dartreuse
s'étendait de nouveau. Son docteur ayant eu connaissance des effets avantageux de notre méthode, l'en-

*Cas qui exigent l'emploi du Vin de Salsepa-
reille, quoiqu'il n'existe aucun signe d'affection vénérienne.*

L'observation prouve tous les jours que
le virus vénérien peut rester pendant un
temps fort long dans l'économie, sans donner aucun signe de son existence. Cela a
lieu dans plusieurs circonstances, notam-
ment dans les suivantes :

1° Lorsque, entretenu dans une fausse
sécurité par la légèreté apparente du mal,
ou retenu par une fausse honte, on n'a pas
fait de traitement, et que les symtômes ont
disparu d'eux-mêmes;

2° Quand on a eu recours à de mauvais
traitements ou à des palliatifs qui n'ont
fait que *blanchir*, comme on le dit vulgairement, c'est-à-dire qui ont affaibli le prin-

---

gagea à nous consulter. Nous reconnûmes que cette
éruption avait une cause vénérienne; nous lui pres-
crivîmes le Vin de Salsepareille, qui lui procura une
guérison radicale.

5.

cipe morbifique sans en extirper le germe ;

· 3° Enfin, quand on a cohabité avec une personne malsaine, et que l'on a participé à l'infection, mais que le corps ne se trouvant pas disposé au développement du virus, celui-ci est resté dans le sang.

Dans tous ces cas, il ne faut qu'un changement quelconque apporté dans l'économie, soit par l'âge, soit par des affections morales, soit par la manière de vivre, etc., pour que les accidents éclatent à l'extérieur ou à l'intérieur. Ils sont pour l'ordinaire d'autant plus redoutables, que le virus est resté comprimé plus longtemps.

On sent, d'après cela, combien il importe, avant de s'engager dans les liens du mariage, de purifier le sang de tout principe vénérien, toutes les fois que l'on s'est trouvé exposé à une infection vérolique, et qu'on n'a eu recours qu'à ces demi-traitements incapables d'extirper le mal jusqu'à sa racine, ou qu'on n'a pas apporté dans le régime les précautions et l'exactitude convenables.

En suivant cette règle de conduite, dictée par la prudence, on n'est pas exposé à voir renaître, au bout d'un temps plus ou moins long, des symptômes dont le germe est resté dans le sang, à communiquer ce vice morbifique à son épouse, à le transmettre à ses enfants en même temps que la vie, enfin à compromettre la paix du ménage et à empoisonner le bonheur de toute l'existence. Le Vin de Salsepareille est d'autant plus convenable dans cette circonstance, que ne contenant aucune substance minérale ou corrosive, il ne peut nuire à la constitution, et qu'il augmente constamment l'appétit, les forces, la fraîcheur et l'embonpoint.

EXTRAITS DE CORRESPONDANCE

―――ᴕᴥᴕ―――

Lille, le 12 décembre 1833.

Monsieur le Docteur,

J'ai contracté, il y a environ huit jours, une go-norrhée qui me fait ressentir actuellement des dou-leurs aiguës, surtout lors de l'émission des urines.

Ayant appris, par plusieurs de mes camarades qui ont eu besoin de vos soins pour la même affec-tion, que le traitement que vous leur avez prescrit a eu les résultats les plus satisfaisants, je viens avec la plus grande confiance vous prier de me faire parvenir les médicaments nécessaires pour me dé-livrer de cette maladie.

Monsieur D..., à qui j'écris par le même courrier, vous remettra le montant de votre envoi.

J'ai l'honneur, etc.

V...

Du même.

Lille, le 28 décembre 1833.

Monsieur le Docteur,

Tout en vous accusant réception de l'envoi que vous avez eu la bonté de me faire, je viens aujourd'hui vous en témoigner toute ma reconnaissance. J'ai la satisfaction de vous annoncer que le mal a complétement disparu. Il ne me reste ni douleurs dans le canal de l'urè're ni écoulement, et cet effet a été produit dans l'espace de huit jours : ce qui prouve l'excellence de vos remèdes.

J'ai pris dix-huit de vos Bols par jour, et n'ai usé qu'une boîte et un paquet de Poudre tempérante. Je vais cependant suivre encore le traitement pendant une huitaine de jours, afin qu'il ne me reste plus aucun germe de cette maladie.

Je joins à la présente un mandat de 21 fr., et vous prie de me faire un envoi pareil au précédent pour un ami qui se trouve dans la malheureuse position où j'étais.

Veuillez agréer, etc.

V...

Marseille, le 3 décembre 1833.

Monsieur le Docteur,

Je m'attendais à faire le voyage de Paris et à pouvoir vous exprimer de vive voix ma reconnaissance; c'est ce qui m'a fait différer de vous écrire.

Ne taxez pas, je vous prie, ce retard d'ingratitude. Chaque jour j'ai ressenti quelque amélioration. Je suis à ma sixième boîte de vos Bols d'Arménie, et n'ai plus d'écoulement depuis plusieurs jours. Je suis dans l'intention d'en rester là, à moins que vous ne me donniez un avis contraire.

J'avais fait beaucoup de dépense et employé une grande quantité de remèdes qui n'avaient fait qu'empirer ma situation : aussi saisirai-je toutes les occasions pour faire connaître les bienfaits que j'ai obtenus de votre traitement.

J'ai l'honneur, etc.   Ch. B...

Alençon, 13 juillet 1833.

Monsieur,

Je vous écris cette lettre pour acquitter ma conscience, et vous rendre grâce du succès que j'ai obtenu de l'emploi de vos remèdes. J'avais à la peau une éruption écailleuse et farineuse qui me causait de grandes démangeaisons, des douleurs de reins et de bas-ventre, des maux de tête, un suintement par les oreilles, l'haleine fétide, le genou gauche enflé et douloureux. Votre traitement m'a guéri de tous ces maux ; je vous en témoigne hautement ma reconnaissance

J'ai l'honneur, etc.   G...

Orange, le 10 avril 1833.

Monsieur le Docteur,

J'ai aujourd'hui la satisfaction de pouvoir vous féliciter des propriétés de votre Vin de Salsepareille, dont j'ai fait usage avec le plus grand succès.

J'avais eu le malheur, il y a neuf ans, de gagner une maladie vénérienne. J'avais employé toutes sortes de remèdes qui ne m'avaient pas guéri. J'ai fini par avoir recours à votre Vin de Salsepareille.

Les premiers jours, je n'ai pu le supporter, à cause de la faiblesse que m'avaient occasionnée les médicaments qui m'avaient été administrés. Au bout de quelques jours, je l'ai repris et l'ai continué jusqu'à présent. J'en ai usé dix-huit flacons. Ma santé est entièrement rétablie ; j'ai repris de l'embonpoint et des forces comme si je n'avais que vingt ans. Soyez persuadé que je ne cesserai de proclamer les vertus de votre précieux remède aux personnes que leur position rendra susceptibles d'en faire usage.

J'ai l'honneur, etc.

Jn D...

Metz, le 2 septembre 1833.

Monsieur,

De vieux camarades de garnison m'ont appris les succès qu'ils ont obtenus de l'usage de votre Vin de Salsepareille pour des maux qui avaient la même cause que les miens. Je pense que ce remède ne peut manquer de me faire recouvrer la santé, après laquelle j'aspire depuis bien longtemps. Je désire néanmoins, avant d'en faire usage, avoir votre avis.

Voic ma position : J'ai 43 ans, je suis d'une forte constitution, mais j'ai beaucoup maigri depuis deux ans ; je n'ai eu que quelques chancres en 1819, et une gonorrhée en 1820. Cependant c'est au principe vénérien que MM. Larrey, Dupuytren, Cullerier et Boyer, que je suis venu consulter il y a deux ans, attribuent tous les accidents dont je suis atteint. J'éprouve des douleurs dans les membres, souvent elles m'empêchent de dormir ; j'ai au-dessus de l'œil droit une grosseur très-dure, et qui, depuis plus d'un an, n'a cessé de faire des progrès ; j'ai aussi de fréquents maux de gorge qui s'accompagnent de petits chancres peu douloureux ; mais ce qui m'inquiète le plus, c'est que le testicule gauche est douloureux et engorgé au point que M. Boyer m'a proposé l'opération.

Si vous pensez que, dans cet état, votre Vin de Salsepareille puisse me guérir, je vous prie de m'en faire adresser, par la diligence, 8 flacons, pour le prix desquels je vous envoie un bon de 40 fr. sur la poste.

A. M.

Du même.

Metz, le 15 novembre 1833.

Monsieur le Docteur,

J'ai la grande satisfaction de vous annoncer que tous les accidents que j'avais ont beaucoup diminué; le testicule n'est pas moitié de ce qu'il était; il en est de même de mon exostose au front. Comment concevoir qu'un remède si simple ait tant de vertu, tandis que j'ai fait un si grand nombre de traitements mercuriels et autres, sans en éprouver le moindre bien? Votre découverte n'est pas assez connue. Combien de malheureux languissent dans la douleur et sans espérance, faute de savoir qu'il existe un remède capable de les rappeler à la vie !

J'ai commencé mon huitième flacon; je pense qu'il m'en faudra bien encore un pareil nombre, et je vous prie de me les expédier sans délai.

Ajoutez, je vous prie, 3 boîtes de vos Bols d'Arménie, pour mon ami le colonel B..., qui, depuis deux ans, ne peut se débarrasser d'une gonorrhée qui l'incommode plus qu'elle ne le fait souffrir; mais qui l'inquiète, parce que depuis plusieurs mois il urine avec moins de facilité que de coutume.

A. M.

Du même.

Metz, le 3 janvier 1834.

Mon cher Docteur,

Je suis à mon dernier flacon de votre précieux remède : tous mes amis sont surpris du changement qui s'est opéré dans ma personne, et m'en félicitent; j'ai repris l'embonpoint et les forces que j'avais à

30 ans; j'ai un excellent appétit et digère parfaitement : aussi je vous avoue que je suis bien impatient de ne plus être au régime. Il ne me reste plus au testicule qu'une petite grosseur du volume d'une noisette; elle ne me fait aucunement souffrir, mais je tiens à la voir disparaître. Obligez-moi, je vous prie, de me faire expédier de suite 4 ou 6 flacons, selon que vous le jugerez convenable.

Agréez, etc.

A. M.

Jersey, le 15 novembre 1833.

Monsieur et honoré confrère,

Le Vin de Salsepareille et les Bols d'Arménie sont deux découvertes importantes dont vous avez enrichi l'art de guérir. J'en ai obtenu les plus prompts et les plus heureux résultats dans beaucoup de cas où tous les autres moyens avaient échoué. Je regarde donc comme un devoir de les propager, autant que je le pourrai, et à engager mes confrères à en faire usage dans leur pratique.

FONZI, médecin,

Ancien professeur de l'Université de Paris.

Montpellier, le 5 janvier 1335.

Monsieur,

L'obligeance que vous avez mise à me donner les renseignements que je vous ai demandés sur votre méthode de traitement, me fait un devoir de vous communiquer les heureux résultats que j'en ai obtenus.

Le malade avait, comme je l'ai dit, épuisé pendant plus de dix ans toutes les ressources de la thérapeu-

6

tique antisyphilitique. Des chancres rongeurs avaient
détruit les piliers du voile du palais et des amyg-
dales. La voûte palatine elle-même était perforée,
et des portions osseuses se détachaient de temps à
autre des fosses nasales. La parole était presque
inintelligible. Des douleurs atroces privaient ce malheureux de sommeil, ses facultés digestives étaient
anéanties, et il était dans un état de marasme déplorable. Votre Vin de Salsepareille a fait disparaître ces graves accidents, et cet homme, qu'on
croyait voué à une mort certaine, jouit actuellement d'une pleine santé.   ' G. S.

Bruxelles, le 1ᵉʳ juin 1835.

Monsieur le Docteur,

J'ai différé, jusqu'à ce jour, de vous informer de
mon heureuse guérison. Je voulais voir si je pourrais sans inconvénient reprendre mes occupations et
mon genre de vie habituel.

Depuis le 1ᵉʳ mai, je suis de retour au régiment:
je fais tous les jours mon service sans gêne ni fatigue. Il vous serait impossible de vous faire une
juste idée de ma joie. Je vous assure qu'il n'y a pas
au monde de plus grand bonheur que de se voir
jouir d'une santé parfaite, surtout après avoir été
si longtemps malade et avoir perdu tout espoir de
guérison. Le retour complet de mes forces et l'état
brillant de ma santé étonnent toutes les personnes
qui m'ont connu, ainsi que les médecins qui m'ont
vu dans l'état déplorable où j'étais.

Je vous envoie la pièce ci-jointe, signée par le
médecin du bataillon, le directeur de l'hôpital et le
commandant de la place.

Le nommé L. A. J., maréchal des logis chef....
était atteint d'une affection syphilitique constitu-

tionnelle des plus graves, pour laquelle il était
depuis trois années à l'hôpital militaire de Charleroy, où plusieurs médecins éclairés et instruits
ne purent obtenir de succès par les divers traitements auxquels il fut soumis.

Il ne pouvait résister longtemps aux souffrances
atroces qui l'accablaient et le privaient de tout repos. Les vastes ulcères qui s'agrandissaient tous les
jours n'auraient pas tardé à lui ronger le corps,
et ne lui laissaient que l'ombre de la mort devant
les yeux.

Dans cette position désespérée, après avoir été
jugé incurable et considéré comme devant succom-
ber à ses maux, il fit usage du Vin de Salsepareille du Docteur Ch. Albert, de l'avis unanime des
médecins de l'hôpital; ce précieux remède a eu
l'avantage de relever ses forces par son action
tonique et de lui faire recouvrer une santé des plus
satisfaisantes.

Certifié conforme à la vérité :
Le Directeur de l'hôpital militaire de Charleroy,

GEORGE.

Le Médecin de bataillon, chargé du service militaire
de la garnison de Charleroy,

DE·KIMPE.

Vu et approuvé par le Lieutenant-Colonel, commandant la place,
chargé de la police administrative dudit établissement,

F. DE GALLOIS.

A Monsieur le docteur Albert.

Je ne puis résister au désir de vous exprimer ma
reconnaissance pour les effets miraculeux que j'ai
obtenus de l'usage de votre Vin de Salsepareille.

Depuis huit ans, je cherchais en vain du soulagement dans ma malheureuse position; je n'ai pu
en obtenir par les soins de MM. B... et L..., médecins de l'hôpital Saint-Louis; de M. L..., méde-

cin de l'hôpital de la Charité ; de M. C... et autres médecins distingués, qui m'ont jugé incurable. Aujourd'hui, grâce au Vin de Salsepareille, je suis parfaitement guéri, et je me trouve dans un état de santé qui ne laisse rien à désirer.

Je suis, Monsieur le Docteur, etc.

Joseph-Marie BOTTALIER LASQUIN.

Vu pour légalisation : le Maire du 1er arrondis. de Paris,

LEFORT, *Officier de la Légion, d'honneur.*

Vu par le préfet du départ. de la Seine, conseiller d'Etat,

Comte de RAMBUTEAU.

Paris, le 21 janvier 1835.

Il est heureux pour l'humanité que des maladies qui jusqu'alors étaient soumises à des traitements longs, incertains et souvent dangereux, puissent aujourd'hui, à l'aide d'une méthode simple et peu coûteuse, être guéries radicalement, avec promptitude et facilité, et toujours avec un avantage marqué pour la constitution.

Par Arrêté du 25 février 1835, le Vin de Salsepareille du Docteur ALBERT *est exempt de droit.*

Camp de Charenton.

Monsieur le Docteur,

C'est avec la plus vive reconnaissance que j'ai l'honneur de vous adresser cette lettre pour vous remercier de la manière miraculeuse avec laquelle j'ai été guéri de ma gonorrhée par l'emploi de vos Bols d'Arménie. Au moment où je vous écris, je termine les dernières pilules de la première boîte, et l'écoulement est totalement dissipé depuis deux jours. Je vais cependant continuer de prendre une autre boîte de bols.

Agréez, Monsieur le Docteur, etc.

P. B.

P. S. Vous pouvez donner toute publicité à ma lettre en ayant soin de ne mettre que mes initiales et officier d'infanterie.

Le Douzin, 10 janvier 1862·

Monsieur,

Veuillez ne pas être surpris de mon trop long silence : je n'ai que de bonnes nouvelles à vous annoncer ; ma guérison est assurée, car voilà bien quinze jours que je n'ai eu aucun écoulement, et jamais ma maladie ne m'avait laissé un laps de temps si considérable sans me faire ressentir son influence fatale.

En outre de la guérison de mes écoulements, vos remèdes m'ont débarrassé de fréquents tournements de tête qui ne pouvaient être que le produit de ma maladie.

Votre vin et vos pilules ont d'un seul coup apporté tout le changement dans mon être, car du jour où j'ai commencé à en prendre, je n'ai plus rien ressenti, et aucun dérangement n'est survenu: la maladie était vaincue.

Je suis trop heureux, Monsieur, du hasard qui m'a porté vers vous ; ma bonne étoile m'a été enfin propice.

Soyez béni, Monsieur, pour ma guérison inattendue, et que je croyais incurable. Votre mission de donner à la souffrance le soulagement et la guérison est noble et sublime, et vous l'accomplissez avec toute la conscience d'un homme d'honneur et tout le dévouement d'un homme de cœur. Merci, mille fois merci, pour le bonheur que vous me procurez en me donnant la santé.

Veuillez recevoir, Monsieur, l'expression de mes vifs remercîments, et compter sur l'assurance de mon entier dévouement.

L. B.

La Fère, le 8 décembre 1862.

Monsieur,

Je m'empresse de vous écrire, pour vous féliciter de la bonté de vos Bols d'Arménie ; je suis entièrement guéri ; mais je veux encore en prendre une boîte pour consolider ma guérison ; je vous prierai donc de me l'envoyer ainsi que trois autres, et deux paquets de poudre tempérante pour un de mes amis, qui est atteint de la même maladie que j'avais.

J'ai l'honneur d'être votre dévoué,   W.
Sous-chef de musique au ... d'artillerie, à la Fère.

Provins, 24 mai 1863.

Monsieur,

Depuis que j'ai fait usage de votre Vin de Salsepareille, je reconnais dans mon état un mieux sensible. J'avais trois dartres principales : une au pli du jarret, les deux autres à la partie moyenne des tibias. La première très-ancienne, revenue peu à peu en trois ans, a à peu près disparu ; il ne reste plus qu'une rougeur presque insensible ; les deux autres ont diminué. Je reconnais aussi que le remède a agi d'une manière efficace sur mon sang.

Je vous prie de m'envoyer six flacons de Vin de Salsepareille et deux paquets de poudre tempérante le plus tôt possible, afin que je ne mette pas d'interruption dans mon traitement.

Votre obligé serviteur,   J. de ...,
Capitaine adjudant-major.

Vandoncourt, le 7 septembre 1864.

Monsieur le docteur Charles Albert à Paris,

J'ai différé jusqu'à ce jour de vous prouver ma reconnaissance des heureux succès de guérison que j'ai obtenus de votre Vin de Salsepareille; je voulais m'assurer si les symptômes de ma maladie ne voulaient pas reparaître comme ils l'avaient déjà fait, une fois après un traitement pour une année; mais grâce à votre excellent Vin de Salsepareille, je suis complétement guéri, et je n'ai revu aucune apparition des affections dartreuses qui m'ont tant fait souffrir pendant près de six années.

Veuillez agréer, etc.

M. P.

Oran, ce 18 mars 1863.

Monsieur le docteur,

J'ai l'honneur de vous faire connaître que le traitement que vous m'avez ordonné de suivre a produit son plein et entier effet. C'est là un résultat qui témoigne hautement de l'excellence de votre méthode et des propriétés efficaces de votre Vin de Salsepareille.

Je m'applaudis aujourd'hui, monsieur le docteur, de l'idée qui m'a poussé à m'adresser à vous, et je vous prie de vouloir bien agréer les sentiments de vive et sincère reconnaissance de votre dévoué serviteur.

A. D.

A Caen, le 12 janvier 1865

Monsieur.

J'ai l'avantage de vous écrire pour vous informer que grâce à votre excellent traitement je me trouve guéri et dans mon état normal. L'écoulement a disparu entièrement depuis huit jours.

Je me suis parfaitement trouvé de l'usage des Bols, poudre tempérante et injections ; aussi, monsieur, je vous prie d'agréer mes sincères remercîments.

Au printemps, j'aurai besoin de suivre un petit traitement dépuratif ; j'aurai, en conséquence, l'honneur de vous écrire pour cela.

Agréez, monsieur, etc.

E. L.
Employé aux chemins de fer de l'Ouest.

Chéry-les-Pouilly, le 26 février 1865.

Monsieur,

Que n'ai-je eu l'honneur de vous connaître plus tôt !

J'ai pris des Bols d'Arménie de la manière que vous m'avez indiquée, l'écoulement s'est arrêté complétement en quatre jours, et grâce à vos soins tout particuliers, je me crois sauvé.

Pour moi, monsieur, il ne me reste plus qu'à vous remercier de toute la bonté et la haute confiance que vous m'avez témoignées ; vous avez sauvé mon honneur et assuré le secret pour tous ; je vous en remercie donc sincèrement. Plus tard, si des amis ou moi-même se trouvaient dans la même position, je leur ferai part de votre aptitude à guérir toutes ces pauvres maladies.

Agréez, monsieur, etc.   B. A.

Paris, le 15 mars 1865.

Monsieur,

Je vous suis infiniment reconnaissant des bons conseils que vous m'avez donnés avec un empressement
que je ne saurais trop louer ; toute douleur a cédé
à l'action puissante de vos *Bols d'Arménie.*
Veuillez, etc.

E. C.

L'expérience pratique que j'ai faite moi-même de
vos bols d'Arménie me servira d'arguments auprès
des personnes que je pourrais savoir atteintes de
ce mal.

Rodez, 3 octobre 1866.

Monsieur,

Veuillez m'envoyer à l'adresse ci-bas, deux flacons
de vin de salsepareille,   10 fr.
Un pot onguent détersif,   1
                                           ____
                                           11 fr.

Je marche à grand pas vers la guérison et n'ai
qu'à me louer de votre traitement ; je reprendrai le
vin de salsepareille au printemps prochain et les
suivants, ayant dans ce remède une entière confiance.

Je compte sur votre exactitude habituelle, et vous
prie d'agréer mes salutations sincères.

A. P.

Le prix des Bols d'Arménie est de 5 francs la boîte. Deux ou trois boîtes suffisent ordinairement pour la guérison des maladies de la PREMIÈRE CLASSE (*Gonorrhée* ou *Chaude-Pisse*).

Pour la guérison des maladies de SECONDE CLASSE, comme chancres, végétations, bubons, etc. (voir pages 36 et 42 du Traité), il faut de 6 à 8 flacons de Vin de Salsepareille lorsqu'elles sont récentes ; quand elles sont anciennes ou qu'elles ont résisté aux autres traitements, il faut le double, rarement plus. Le prix de chaque flacon est de 5 francs ; il contient dix-huit cuillerées et doit durer 6 jours.

Nous rappelons que ce traitement peut être administré avec un égal succès dans toutes les saisons et dans tous les climats. — Il peut être employé en secret et en voyage ; il convient à tous les âges et à tous les tempéraments.

Consultations par correspondance en *français*, *anglais*, *espagnol*, *italien*, *allemand* et *portugais*. Les lettres doivent être adressées, franches de port, au D^r CH. ALBERT, rue Montorgueil, n° 19, qui s'empressera de répondre gratuitement aux conseils qui lui seront demandés.

Tous les remèdes préparés à la pharmacie CH. ALBERT portent les marques ci-après :

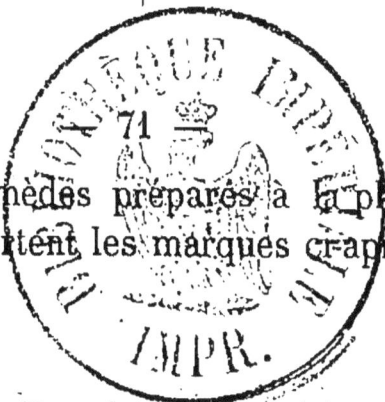

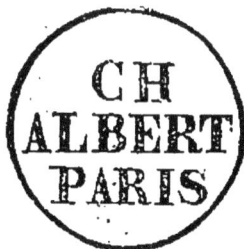

Empreinte de la partie supérieure du bouchon.

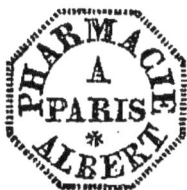

Cachet sur la capsule en plomb qui coiffe la bouteille.

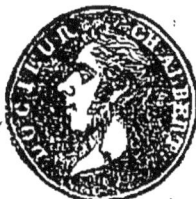

Face et revers de la médaille qui assujettit le lien de la capsule.

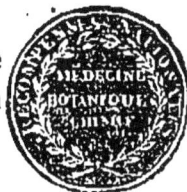

Signature apposée sur l'étiquette.

Les boîtes portent le cachet et la signature de l'auteur représentés ci-dessus.

On devra refuser toute boîte ou flacon qui ne porterait pas ces marques.

TABLE DES MATIÈRES

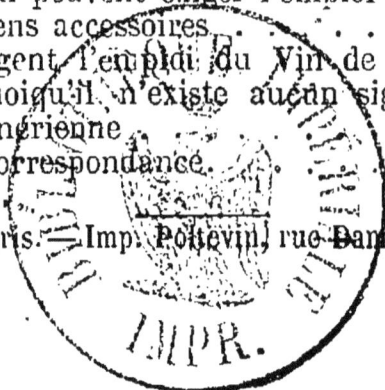

6191. — Paris.—Imp. Poitevin, rue Damiette, 2 et 4.

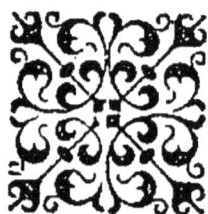

Paris. — Imp. Vᵉ Poitevin, rue Damiette, 2 et 4.

www.ingramcontent.com/pod-product-compliance
Lightning Source LLC
Chambersburg PA
CBHW071259200326
41521CB00009B/1832